DE LA

DILATATION DES SPHINCTERS

ET DE

L'EXTENSION DES MUSCLES

PAR

P. AUBERT

Chirurgien de l'Antiquaille de Lyon ,
Professeur agrégé à la Faculté de médecine.

(Lu à la Société des Sciences médicales de Lyon)

LYON.

ASSOCIATION TYPOGRAPHIQUE
RIOTOR, RUE DE LA BARRE, 12

1879

DE LA

DILATATION DES SPHINCTERS

ET DE

L'EXTENSION DES MUSCLES

PAR

P. AUBERT

Chirurgien de l'Antiquaille de Lyon ,
Professeur agrégé à la Faculté de médecine.

———

(Lu à la Société des Sciences médicales de Lyon)

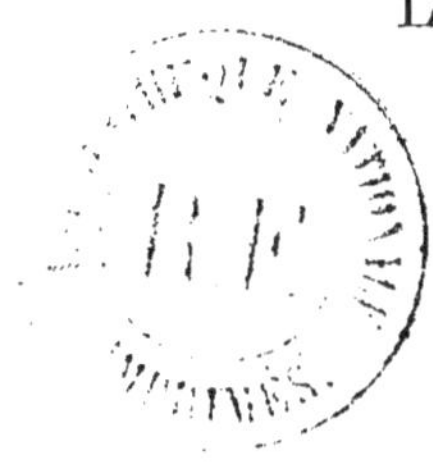

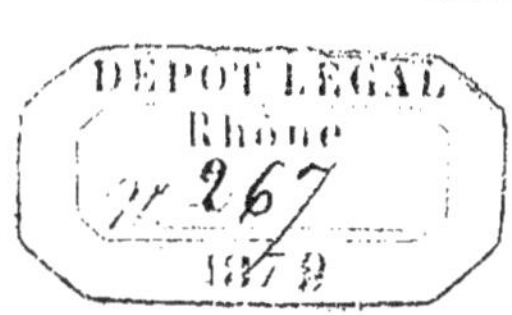

LYON

ASSOCIATION TYPOGRAPHIQUE

RIOTOR, RUE DE LA BARRE, 12.

—

1879

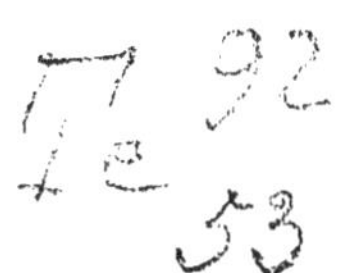

DILATATION DES SPHINCTERS

L'EXTENSION DES MUSCLES

Cette communication comprend trois parties distinctes :

1° Une observation d'hémorrhoïdes traitées il y a plus de deux ans et demi par la dilatation forcée de l'anus.

2° Une observation de vaginisme traité avec succès par la dilatation, en une même séance, de la vulve et de l'anus.

3° Des considérations sur la généralisation de la méthode de l'extension des muscles comme traitement des rétractions, contractures et spasmes du système musculaire, et sur les procédés opératoires qui permettent de réaliser cette extension.

Hémorrhoïdes annulaires procidentes et étranglées ; — dilatation forcée de l'anus, résultat après deux ans et demi.

M. X..., actuellement âgé de 33 ans, se rappelle avoir eu dans son enfance et dès l'âge de 10 à 12 ans une vive sensation de cuisson en allant à la selle. Le souvenir de cette douleur provoquait chez lui l'appréhension d'une nouvelle selle et faisait retarder celle-ci autant que possible.

A 19 ans, il entra dans une maison de banque où il travaillait environ dix heures par jour. C'est six mois plus tard que survint une première crise hémorrhoïdaire ; plusieurs bourrelets veineux sortirent, restèrent au dehors deux ou trois jours en étant le siége de vives douleurs, puis se réduisirent par l'influence du repos et l'application de moyens simples.

A partir de cette époque il survint toutes les années de trois à quatre crises semblables ; de plus, chaque défécation était suivie de l'issue d'un bourrelet dont le volume augmenta d'une façon très-lente mais continue. Le malade avait pris l'habitude d'aller à la selle le soir, et de se coucher immédiatement après ; les hémorrhoïdes se réduisaient pendant la nuit.

A dater de l'année 1874, le bourrelet devint de plus en plus volumineux et resta au dehors après chaque selle pendant un temps de plus en plus long. Dans les mois qui ont précédé l'opération il est arrivé plusieurs fois que les hémorrhoïdes sorties le soir ne s'étaient pas réduites le matin. Pendant cette période il ne survint pas de crise hémorrhoïdaire ; les veines dilatées sortaient, il est vrai, plus facilement, soit après la défécation, soit même après une marche un peu longue, elles rentraient plus tard, mais ne s'étranglaient pas. Il y avait parfois issue d'un peu de sang, mais jamais d'hémorrhagie notable.

Les choses en étaient là, lorsque le 20 août 1876 après une selle, un bourrelet hémorrhoïdal sortit comme de coutume, mais ne rentra plus ; le malade garda le lit plusieurs jours, souffrant beaucoup et essayant de favoriser par des applications variées la réduction de la tumeur ; malgré la douleur il pouvait prendre des lavements à l'aide d'une canule flexible et aller ainsi à la selle.

C'est alors qu'il me fit appeler, mais il ne voulut même

pas me laisser toucher sa tumeur, craignant une douleur trop forte. Ses hémorrhoïdes formaient un anneau complet très-volumineux, turgescent et d'un violet livide.

Le 27 août, après anesthésie par l'éther, je fais la réduction du bourrelet et pratique la dilatation forcée avec les pouces introduits dans le rectum et écartés l'un et l'autre avec force.

Après le réveil, douleurs vives pendant six heures, une potion au chloral prise à ce moment les calma presque instantanément et procura un sommeil paisible de plusieurs heures.

Le 28, le malade peut sortir et faire une courte promenade.

Le 29, selle abondante et facile, le bol fécal tomba en masse et brusquemment comme s'il sortait d'un vase renversé ; les hémorrhoïdes ne sortirent pas, mais une douleur assez vive et qui dura quatre heures suivit cette première selle. Pendant trois ou quatre jours la défécation fut un peu douloureuse.

A partir de ce moment et sans que rien autre eût été fait, le malade se trouva très-bien ; pendant toute une année, il put aller à la selle, voyager, chasser, sans qu'il y eût issue de la plus petite tumeur hémorrhoïdaire. Un an après l'opération une tumeur très-petite, mais qui augmente peu à peu de volume, a commencé à sortir après chaque selle, cette tumeur rentre actuellement environ deux heures après être sortie ; la marche prolongée et la chasse ne déterminent aucune issue ; il n'est survenu aucune crise hémorrhoïdaire.

Le malade ne souffre pas, il va à la selle avant de se coucher, s'endort le plus souvent assez vite et trouve en seréveillant les hémorrhoïdes réduites ; il prévoit que dans six mois ou un an une nouvelle opération sera nécessaire ;

il accepte très-volontiers cette idée et me disait qu'en présence du bénéfice obtenu il se soumettrait facilement à une dilatation annuelle.

Cette observation est intéressante pour nous à un double point de vue. C'est à Lyon que l'idée de l'emploi de la dilatation dans le traitement des hémorrhoïdes a reçu son plus complet développement; M. le docteur Fontan a eu, en effet, une part large, sinon exclusive, dans la conception nette et la généralisation de cette méthode. De plus, la date déjà ancienne de l'opération, l'absence de tout autre traitement permettent de juger la méthode mieux qu'aucun des faits que nous avons vu publier jusqu'à ce jour. Dans la thèse de Crestofari, les malades n'ont pas été suivis plus de quelques semaines, quelques mois au plus.

En raison de l'ancienneté et de l'intensité de la maladie chez notre sujet, de la simplicité des suites, du long bénéfice obtenu, nous pensons que ce fait est favorable à la méthode de la dilatation. Peut-être, comme le faisait observer M. Horand dans la discussion qui a suivi la lecture de l'observation, qu'une dilatation modérée non douloureuse pratiquée à longs intervalles pourrait même prévenir la récidive et maintenir un succès définitif.

On s'explique très-bien le succès de la dilatation dans le traitement des hémorrhoïdes, il n'y a pas, en effet, d'accident ou d'incident de l'histoire de ces dernières où la contraction du sphincter ne paraisse jouer un rôle.

A la période de formation et d'accroissement, et dans la production des hémorrhagies, ce sont surtout les anses musculaires qui agissent en gênant dans les veinules hémorrhoïdaires qui les traversent la circulation de retour. Les tumeurs, une fois constituées, provoquent par leur présence une contraction en masse et des efforts d'expulsion qui tendent à les chasser au dehors ; et lorsque ce résultat est obtenu, l'orifice sphinctérien intervient comme agent d'étranglement. La dilatation agit directement sur une cause provocatrice de la formation, de l'expulsion et de l'étranglement des hémorrhoïdes, et l'on comprend son efficacité.

Vaginisme. — Dilatation en une même séance de la vulve et du sphincter anal. — Guérison.

Mme X..., âgée de 25 ans, sans antécédents pathologiques, sauf un léger degré d'anémie et quelques phénomènes nerveux, était mariée depuis quatre mois sans qu'aucun rapport sexuel eût été possible. Toutes les tentatives provoquaient, au premier contact, une vive douleur et n'aboutissaient à aucun effet utile. L'exploration attentive des organes génitaux ne fit constater ni érosions ni fissures, mais seulement un peu de rougeur de l'orifice vulvaire. La pression exercée en un point quelconque du pourtour de cet orifice était douloureuse, l'introduction du doigt possible, mais douloureuse également. La marche, même prolongée, ne provoquait aucun malaise. J'employais sans succès les toniques, les antispasmodiques, les calmants à l'intérieur et à l'extérieur. Une nuit même, je fis prendre en une seule fois 4 grammes de chloral, mais, même dans ce demi-sommeil, le coït fut impossible. Dans ces conditions, une opération fut proposée et acceptée.

Dans les premiers jours du mois de décembre, après une anesthésie par l'éther, je fis avec le vieux spéculum à trois branches d'Ambroise Paré la dilatation vulvaire et immédiatement après la dilatation anale. Les branches de l'instrument avaient été introduites à six ou sept centimètres de profondeur, l'écartement porté entre cinq et six centimètres de diamètre ; la durée de chaque dilatation fut de trois minutes environ. Les suites furent très-simples. Les règles qui ne devaient paraître que dix jours plus tard survinrent dès le lendemain et durèrent trois jours. Le premier rapport sexuel eut lieu sept jours après l'opération ; il fut très-facile, mais provoqua une légère douleur, moins vive que celle qui accompagnait les tentatives infructueuses d'autrefois. Depuis, une grossesse est survenue, les rapports sexuels sont faciles et non douloureux.

Aucun traitement n'a été institué après l'opération. Les idées théoriques qui m'ont conduit à dilater en une seule séance les deux sphincters sont les suivantes : quelques auteurs admettent une continuité directe entre les fibres du sphincter vaginal et celles du sphincter anal, il y aurait là une raison évidente d'agir sur les deux sphincters. Même en n'admettant point cette continuité, on doit considérer le sphincter anal et la cloison médiane qui sépare l'anus de la vulve comme constituant pour le sphincter vaginal un point d'appui, et dès lors en dilatant directement la vulve, et en affaiblissant par la dilatation anale le point d'appui et d'insertion du muscle vulvaire, on se place dans de meilleures conditions de réussite. La dilatation anale est assez souvent appliquée dans le traitement de la fissure anale dont elle constitue le meilleur traitement pour que l'on sache à quoi s'en tenir sur son innocuité. Cette opération ne complique donc nullement la dilatation vulvaire, elle doit rendre celle-ci plus efficace, et c'est pour cela que nous pensons que la dilatation simultanée des deux sphincters doit constituer la méthode générale de traitement du vaginisme, sans négliger les autres indications qui peuvent être données par l'état général ou local.

L'idée d'agir dans le vaginisme sur le sphincter anal, et même sur ce sphincter seul en épargnant la vulve, n'est du reste pas nouvelle, et l'on trouvera dans l'excellente thèse de Visca (Paris, 1870) les meilleures indications sur ce sujet. Dolbeau, dans un cas où il avait diagnostiqué sur une malade de Vigla une névralgie avec contracture des trois sphincters (vésical, vulvaire et anal), pratiqua avec succès la section bilatérale et sous-cutanée du sphincter de l'anus. Tarnier, dans des séances successives et sur une même malade, divisa les fibres musculaires du sphincter anal au niveau de leur entre-croisement avec le sphincter vaginal, puis le sphincter anal par deux incisions latérales.

On peut s'étonner seulement que l'idée d'agir sur le sphincter anal, au lieu d'aboutir à sa conclusion naturelle, la dilatation forcée, ait conduit les chirurgiens éminents que nous venons de citer à l'incision du sphincter. La dilatation est un moyen aussi efficace, plus innocent, et qui doit être préféré.

Considérations sur l'extension musculaire comme traitement des rétractions, contractures et spasmes fonctionnels du système musculaire général.

Lorsqu'on cherche à se rendre compte comment agit le dilatation forcée dans le traitement du vaginisme et de la fissure anale, on peut, aujourd'hui surtout, hésiter entre deux théories, celle de l'extension musculaire rompant un spasme, celle de l'extension nerveuse agissant sur un état névralgique. On sait, en effet, par des exemples déjà nombreux, que la traction exercée sur les nerfs a pu guérir définitivement des névralgies rebelles ; or, dans la dilatation d'un sphincter les nerfs pas plus que le muscle n'échappent à la distension. Dans la guérison des hémorrhoïdes on ne voit pas quel peut être l'effet utile de la distension nerveuse, et c'est l'action exercée sur le muscle qui paraît seule admissible ; ceci nous conduit à admettre que, soit dans le vaginisme, soit dans la fissure, c'est bien l'extension du muscle qui joue le rôle principal.

Cette extension musculaire, dont nous constatons l'efficacité dans le traitement du vaginisme, de la fissure anale et des hémorrhoïdes, n'a peut-être pas reçu toutes les applications qu'elle comporte. Cependant l'emploi des tractions continues et élastiques dans le traitement des luxations, fractures ou arthrites, le massage forcé dans le redressement des pieds-bots ou du torticolis constituent les méthodes thérapeutiques récentes dans lesquelles l'extension des muscles joue un rôle important. Cette extension se réalise également, et parfois jusqu'à la rupture dans le redressement d'une coxalgie, d'une tumeur blanche du genou; mais ce ne sont point les faits de cet ordre que nous avons en vue, car la rétraction ou la contracture y exercent comme fait secondaire, comme complication ou conséquence d'une lésion, soit osseuse, soit articulaire. Nous voulons parler plus spécialement des contractures idiopathiques et des spasmes fonctionnels.

Dans ces cas, lorsque les méthodes plus simples (faradisation des muscles antagonistes, attitudes forcées, médications diverses, etc.) auront échoué, pourquoi, si le diagnostic est assez précisé, le cas pas trop complexe, et si le muscle atteint s'y prête, ne pas tenter l'extension directe après avoir mis à découvert, soit le corps du muscle, soit son tendon, selon les convenances anatomiques ? La méthode antiseptique, si efficace lorsqu'on opère sur des tissus sains, permet de réaliser de semblables opérations avec une innocuité à près absolue.

Nous avons gardé le souvenir de quelques malades dont

aucun traitement n'améliora la position et chez lesquels le siége d'un spasme fonctionnel pouvait être rapporté à un muscle déterminé et unique. C'est probablement dans un fait de ce genre que Stromeyer obtint un succès par la section du tendon du long fléchisseur du pouce. En pareil cas, l'extension musculaire paraît rationnelle. Pour quelques muscles, le sterno-mastoïdien, par exemple, l'extension peut se réaliser sans découvrir le muscle ni faire d'incision, en passant derrière sa partie moyenne et perpendiculairement à sa direction une tige métallique sur laquelle une traction élastique serait ensuite appliquée.

Pour le redressement de quelques strabismes, il semble possible de réussir en exerçant une traction modérée sur le tendon saisi avec un crochet comme dans l'opération de la ténotomie. Dans la suture des tendons, il serait probablement utile d'exercer avant de pratiquer la suture une traction assez forte sur le bout supérieur, et cela non-seulement pour rapprocher les extrémités sectionnées, mais pour affaiblir pendant quelques jours la puissance contractile du muscle et favoriser ainsi l'adhésion.

Voilà quelques indications, et l'on pourrait en trouver d'autres. Les spasmes et contractures, qu'ils siégent sur des sphincters ou sur les muscles de la vie de relation, constituent des affections sinon identiques, au moins de nature fort semblable, et il y a des raisons de croire que le traitement qui réussit dans une série peut également réussir dans l'autre.